NOTES

POUR SERVIR A

L'ÉTUDE DES TUMEURS

PAR

M. LE Dr SARAZIN

Professeur agrégé de la Faculté de médecine de Strasbourg, médecin aide-major de 1re classe, répétiteur de chirurgie à l'École militaire de Strasbourg, chevalier de l'ordre de Saint-Grégoire-le-Grand.

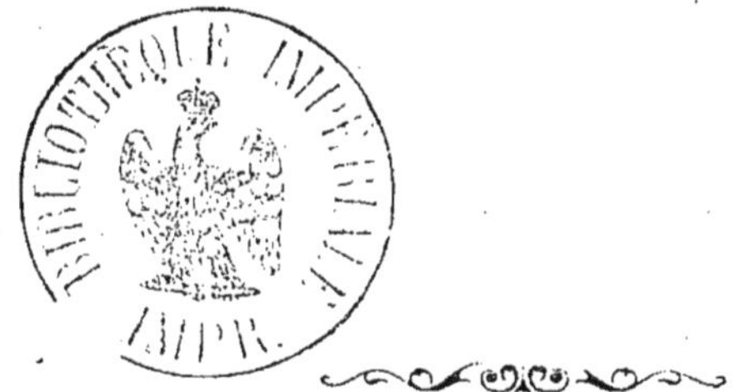

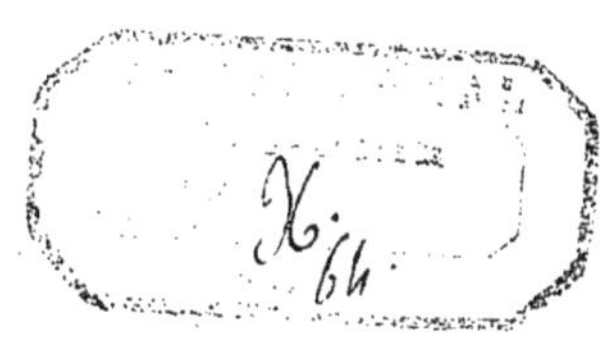

STRASBOURG

TYPOGRAPHIE DE G. SILBERMANN, PLACE SAINT-THOMAS, 3

1864.

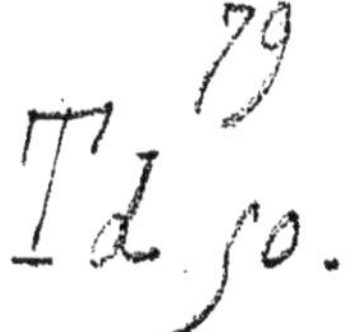

NOTES

POUR SERVIR A

L'ÉTUDE DES TUMEURS.

L'étude des tumeurs est de toutes celle qui présente au chirurgien les difficultés les plus grandes. Leurs nombreuses variétés, les différences marquées qu'elles présentent, la difficulté de les reconnaître et de les classer, leur développement si varié ont fait de leur histoire l'écueil de la chirurgie. Cette classe si nombreuse, comprenant des familles et des variétés réclamait une méthode scientifique aussi indispensable ici que dans l'étude des différentes branches de l'histoire naturelle où elle a été appliquée; mais pour l'appliquer il fallait une étude approfondie de tous les caractères que présente chacune de ces individualités morbides. Les uns sont fournis par la clinique, ce sont les plus importants; les autres par l'anatomie et la physiologie pathologique. Ces derniers, d'une utilité moins directe, surtout au point de vue pratique, sont cependant indispensables lorsqu'il s'agit de classer méthodiquement les tumeurs. C'est ici que le microscope a rendu à la chirurgie les services les plus importants, et on ne saurait les méconnaître sans ingratitude. Dès le début de son application il avait cru trancher la difficulté par un mot : la cellule cancéreuse par sa présence ou son absence décidait de la nature d'une tumeur et indiquait la classe où il fallait la ranger. C'était là une erreur de jeunesse que le microscope fut tout le premier à reconnaître. Sans se décourager, il étudia patiemment la forme, le développement et le siége des éléments histologiques des tumeurs, et indiqua des caractères que nous chercherons à exposer brièvement à côté des caractères cliniques, leurs aînés.

Et d'abord, qu'est-ce qu'une tumeur? La définition donnée par Boyer n'est plus applicable aujourd'hui. Pour lui, on appelle tumeur «toute éminence contre nature qui se manifeste dans une partie quelconque du corps. » Le sens donné à ce mot a été considérablement restreint; une foule de lésions qui correspondent à cette définition ont été rejetées du cadre trop vaste qu'elle forme. Nous y avons gagné une limite plus précise, une classification possible et une étude plus facile des différents caractères sur lesquels cette dernière est basée.

Il y a dans toute tumeur une organisation et une vitalité presque indépendantes; elle ne relève de l'individu sur lequel elle s'est développée que par les vaisseaux et les nerfs qu'elle reçoit; ses périodes de croissance et d'état sont pour ainsi dire illimitées; elle est soumise aux mêmes altérations morbides que les tissus normaux; elle ressemble à ces derniers au point de vue anatomique, et la physiologie de ses éléments histologiques nous rappelle la physiologie normale des tissus et les différentes phases de leur développement. Elle vit, de cette vie en quelque sorte indépendante, aux dépens de l'organisme où elle s'est greffée, souvent aussi longtemps que lui, et elle l'épuise sans souffrir elle-même de cet épuisement. Elle meurt aussi quelquefois; bien plus rarement elle se résorbe, conservant jusqu'au bout les allures d'un être organisé. S'il m'est permis de définir les tumeurs, je dirai que ce sont des *productions pathologiques organisées vivant dans l'organisme dont elles relèvent, et refoulant ou détruisant les tissus normaux.* Cette définitiou manque peut-être de précision; mais peut-il en être autrement lorsqu'il s'agit d'y comprendre une foule d'individualités morbides variées et différentes comme nous aurons l'occasion de le démontrer plus loin? On lui accordera tout au moins le mérite de ne pouvoir s'appliquer qu'aux tumeurs et de ne comprendre ni la saillie formée par une tête osseuse luxée, par une veine variqueuse ou par un organe hernié, ni la tuméfaction due à un épanchement liquide ou à une inflammation.

Ainsi définies, les tumeurs forment un genre d'affections dont l'histoire présente des caractères communs, sur lesquels nous devons nous arrêter un moment avant de passer à l'étude des caractères particuliers sur lesquels seront basées leur division et à leur classification.

Caractères généraux des tumeurs.

C'est au point de vue de leur anatomie et de leur développement qu'elles présentent les points de contact les plus
importants. Le nom de *pseudoplasmes* qui leur a été appli-
qué semble indiquer une organisation différente de celle des
tissus normaux : les recherches récentes de l'Ecole de Ber-
lin nous représentent au contraire toutes les tumeurs comme
formées d'éléments histologiques normaux, et les seules
modifications que reconnaissent VIRCHOW et son Ecole dé-
pendent du siége, du nombre et des dimensions de ces éléments histologiques ou de l'époque à laquelle ils se développent. Les idées qu'il a émises peuvent être résumées ici;
elles ont obtenu gain de cause et sont l'expression la plus
avancée de nos connaissances sur la physiologie générale
des tumeurs.

Les tumeurs sont des *néoplasies* ou productions pathologiques organisées ; elles sont homologues lorsqu'elles sont
formées par les mêmes éléments histologiques que les tissus où elles se sont développées ; ex. : un lipôme dans le
tissu cellulaire graisseux ; elles sont hétérologues lorsqu'elles diffèrent par leur composition du tissu où elles ont
pris naissance. Il est bon de remarquer de suite que l'hété-
rologie n'implique pas nécessairement l'idée de malignité,
de désordres consécutifs graves, de pronostic fâcheux; pas
plus que l'homologie d'une tumeur n'éloigne infailliblement
tout fâcheux pronostic.

Les néoplasies homologues sont des hypertrophies simples lorsque les éléments qui constituent la tumeur ont aug-
menté de volume sans augmenter de nombre ; ce sont des
hyperplasies ou hypertrophies numériques lorsque les éléments [ont conservé leur volume normal en se multipliant
à l'infini.

Dans les néoplasies hétérologues ou hétéroplasies seront
rangées les tumeurs dont les éléments histologiques diffèrent de ceux du tissu où ils se sont développés. Citons
comme exemple : un kyste dermoïde produisant des che-
veux dans le cerveau ; il y a ici en quelque sorte erreur de
lieu ou hétérotopie : ou bien encore une tumeur cartilagineuse se développant dans un os qui a atteint sa croissance

complète; c'est un exemple d'hétérochronie ; on ne trouve en effet de cartilage dans les os que pendant leur développement.

Les éléments histologiques des tumeurs peuvent être toujours rapprochés d'un type existant à l'état normal dans l'économie. Leur développement, leur période d'état, les transformations qui peuvent les atteindre, présentent de nombreuses analogies si on les étudie dans les différentes tumeurs et si on compare ces dernières aux tissus normaux.

Certaines tumeurs sont formées presque exclusivement de cellules (productions épidermiques et épithéliales) ; d'autres contiennent en outre une substance intercellulaire (enchondromes) ; d'autres enfin présentent une organisation plus complète et semblent, par leur composition anatomique, se rapprocher de nos organes (certains kystes).

D'où naissent les cellules? Peu importe ici. Qu'elles soient dues à une formation libre dans un blastème amorphe, à une génération spontanée, ce qui est peu probable, ou qu'elles proviennent d'une segmentation des éléments cellulaires préexistants, la substance qui les compose sera toujours apportée à la tumeur par le liquide nutritif qui la baigne. Accordons un moule au plasma ou blastème, et admettons avec la grande majorité qu'il est forcé de pénétrer dans une cellule pour que celle-ci se segmentant il s'en produise toute une famille. Ces éléments de formation nouvelle resteront souvent amoncelés, susceptibles seulement des métamorphoses qui précèdent leur élimination ou leur absorption. Plus rarement ils pourront atteindre une organisation plus élevée, et donneront naissance à des productions analogues à la lymphe, aux ganglions lymphatiques, aux vaisseaux (VIRCHOW).

Nous trouvons encore dans les tumeurs des produits se rapprochant du règne inorganique. Ce sont des cristaux provenant de la matière colorante du sang (hématine, hématoïdine, hématocristalline); ils sont dus à une rupture vasculaire et à un épanchement sanguin consécutif. Ce sont encore des cristaux des différents sels qui existent normalement dans l'organisme; ils se sont formés dans les liquides qui baignent la tumeur, grâce à des phénomènes physico-chimiques qui président à leur formation partout où on les trouve.

Les produits de désorganisation et de régression que l'on rencontre dans les tumeurs nous présentent le plus vif intérêt, en ce qu'ils nous indiquent les phénomènes de la vie physiologique des néoplasies et les processus pathologiques auxquels elles peuvent être exposées. En première ligne nous trouvons la graisse, soit infiltrant les cellules, soit à l'état libre, soit en voie de décomposition et de résorption, laissant comme trace de son passage des paillettes de cholestérine. Les globules graisseux infiltrant les cellules indiquent, dans les tumeurs comme dans les tissus physiologiques, une phase de régression. C'est la mort imminente, la résorption prochaine. Le noyau disparaît d'abord, la cellule se détruit, un magma graisseux la remplace; il contient quelquefois les débris de la cellule, facilement reconnaissables. Les globules graisseux se trouvent libres alors; ils peuvent disparaître par voie d'absorption ou être éliminés. Ces différentes phases de la vie des cellules peuvent être suivies facilement dans la plupart des tumeurs, lorsqu'elles sont arrivées à une certaine période de leur développement. Les masses caséeuses que l'on rencontre parsemant leur épaisseur, considérées à tort pendant longtemps comme étant exclusivement des tubercules, ne sont pas autre chose que des amas de cellules devenues graisseuses et en partie détruites : les unes sont granuleuses et privées de noyaux (globules de GLüGE); les autres se sont déchirées, et on trouve à leur place des globules graisseux et des paillettes de cholestérine. Que cette matière caséeuse s'émulsionne dans un liquide séreux, elle perd sa consistance pour prendre celle du miel ou même du lait. Ces liquides colorés par du sang de façons très-variées, suivant le degré de décomposition et l'ancienneté de l'épanchement sanguin, ou conservant leur blancheur laiteuse, rempliront des cavités closes ou de véritables kystes dans l'intérieur des tumeurs.

Il est bien entendu que les tumeurs graisseuses échappent à cette sentence de mort au même titre que le tissu cellulaire graisseux que l'on rencontre à l'état normal dans l'organisme. L'infiltration graisseuse est ici en quelque sorte

6

physiologique : elle n'indique pas une destruction prochaine..
Cependant bien souvent il arrive de rencontrer des masses
caséeuses dans l'épaisseur des lipômes.

Jusqu'ici nous avons indiqué rapidement quelques phénomènes de la vie physiologique des tumeurs; elles présen·
tent un cadre pathologique presque aussi complet que les
tissus normaux, et l'on y retrouve la même analogie avec
ces derniers. On y observe l'inflammation, l'ulcération, la
gangrène et les transformations les plus inattendues. En
étudiant les phénomènes morbides qu'elles présentent, on
trouve, comme pour les tissus normaux, les rapports les
plus intimes entre la nutrition physiologique et l'inflammation, l'ulcération et la gangrène qui peuvent les envahir.
L'inflammation nous apparaît avec les signes qui la caractérisent : rougeur, tuméfaction, chaleur et douleur. Le rôle
que joue ici l'augmentation de vascularisation mérite de
nous arrêter un moment. Elle a pour point de départ, ici
comme partout ailleurs, la paralysie des nerfs vaso-moteurs
se distribuant aux vaisseaux artériels de la tumeur : les ar-
tères se laissent distendre au delà de leurs limites physiologiques, et à chaque pulsation une quantité de sang plus
considérable arrive vers la tumeur. Le rôle des capillaires
est moins connu; des observations directes font défaut à ce
sujet; mais si nous nous reportons à leur formation pendant
le développement des néoplasies, suivant les mêmes lois que
lors du développement du système sanguin, il semble naturel d'admettre que dans l'inflammation des tumeurs les
mailles de leurs réseaux se multiplient, comme dans les
tissus normaux phlogosés [1], par la formation de capillaires
nouveaux.

Comme conséquences mécaniques nous aurons une augmentation de pression dans l'intérieur des tubes veineux,
qui se laisseront dilater outre mesure; et dans le cas où
leurs parois auront perdu leur résistance normale, il se produira des déchirures et des épanchements de sang dans l'intérieur et à la surface de la tumeur. De plus, le plasma
sanguin transsudera en plus grande abondance à travers les

---

[1] *System of surgerey by various authors.* London 1862, art.
Inflamm., p. 17.

vaisseaux et favorisera cette exagération des mouvements de formation et de décomposition qui caractérise l'inflammation. Il est facile de saisir le rapport de cause à effet qui existe entre cette paralysie vasculaire et les phénomènes rougeur, chaleur, tuméfaction et douleur. Mais ce qui nous intéresse ici plus particulièrement, c'est la série non interrompue que nous trouvons entre l'état que l'on peut considérer comme normal dans une tumeur et l'état inflammatoire le plus accentué. Dans certaines tumeurs, la vascularisation est celle des tissus à l'état physiologique ; dans d'autres elle est légèrement augmentée ; dans d'autres encore elle est poussée à l'extrême, et de grosses veines dilatées et flexueuses partent d'un réseau vasculaire tellement développé, que la masse tout entière ressemble à un lacis artériel et veineux.

Les phénomènes qui se passent dans l'intimité des tissus enflammés ont été bien étudiés par les Allemands. Si nous les considérons dans les tumeurs, il nous sera difficile, comme pour l'augmentation de vascularité, de fixer la limite précise où commence l'inflammation et où se termine l'état que l'on doit considérer comme nutrition physiologique de la néoplasie.

Ces pénomènes forment deux groupes distincts : il y a, d'un côté, production exagérée de cellules nouvelles, prolifération active ; de l'autre, destruction rapide des éléments histologiques avant même qu'ils aient atteint leur développement complet. L'inflammation aura donc pour conséquence, dans les néoplasies, de donner naissance à des productions histologiques qui augmenteront la masse de la tumeur en altérant souvent sa composition. Les cellules de formation nouvelle nous représenteront le type primitif plus ou moins altéré et plus ou moins disposé à subir la destruction qui complète l'ensemble du processus inflammatoire. Cette destruction pourra se faire par liquéfaction, si les cellules se résolvent en un liquide albumino-graisseux, propre à être absorbé par les voies habituelles de l'absorption.

La fonte purulente sera le résultat d'une destruction par liquéfaction des tissus de la néoplasie. La prolifération qui précède leur disparition a donné naissance aux éléments histologiques du pus.

Il y aura ulcération si la destruction des éléments de la tumeur donne lieu à une perte de substance et à un liquide sanieux formé de détritus organiques en voie de décomposition. Ici plus de distance nous sépare de la nutrition physiologique; il se produit une véritable nécrose cellulaire. Enfin la gangrène pourra frapper les parties enflammées; des escharres plus ou moins étendues se détacheront et tomberont en proie déjà à la décomposition putride. C'est le même processus destructif, frappant plus vite et plus loin. Au lieu de s'attaquer aux éléments isolés, il détruit d'un seul coup des masses plus ou moins considérables de la tumeur, et dans certains cas cette dernière périra tout entière.

Remarquons de suite que tous ces phénomènes de destruction, soit liquéfaction, soit ulcération, soit gangrène, ne seront pas précédés nécessairement par ceux qui caractérisent le début de l'inflammation, c'est-à-dire par une production exagérée d'éléments cellulaires.

Considérant l'ensemble de ces phénomènes, on est tout étonné de se rapprocher par une voie indirecte de la physiologie broussaisienne. D'une part, en effet, nous avons pu constater presque une identité entre la nutrition normale des tumeurs et les phénomènes qui y caractérisent l'inflammation; de l'autre, nous avons trouvé ce processus morbide identique à lui-même dans les tumeurs et dans les tissus normaux.

Nous reste-t-il un pas à faire pour attribuer le développement des tumeurs à une irritation locale?

Les transformations de tissus qui peuvent se produire dans les tumeurs sont encore peu connues, ou du moins nous manquons de preuves directes pour les affirmer d'une manière générale. Nous trouvons cependant quelques transformations signalées depuis longtemps et représentées dans la *Pathologie cellulaire* de VIRCHOW.

Nous aurons l'occasion de revenir plus tard sur les transformations des tumeurs fibreuses en tumeurs osseuses, des exostoses parenchymateuses en exostoses éburnées, des enchondromes en tissu osseux. Est-il permis d'en déduire des lois suivant lesquelles s'opéreraient ces changements? De nouvelles recherches sont nécessaires pour éclaircir ce point de l'histoire des tumeurs. Qu'il me suffise de dire que ces transformations ont été et sont encore actuellement la terreur de bien des chirurgiens ; je n'ai aucune répugnance à les admettre. Rappelons-nous en effet la similitude qui existe, sous tant de rapports, entre les tumeurs et les tissus normaux ; pourquoi un nouveau point de contact n'existerait-il pas ici ? Mais nous entrons dans le domaine de l'hypothèse.

Division des tumeurs en deux classes.

Les tumeurs forment un groupe nombreux ; pour les étudier et les connaître, il est indispensable de les diviser et de les classer ; mais une bonne classification n'est possible qu'à la condition d'une connaissance parfaite de tous les caractères que présente individuellement chaque néoplasie. Les découvertes nombreuses que nous devons au microscope, depuis qu'il a été dirigé vers l'étude des tumeurs, n'ont pas toutes la même valeur pratique ; mais par leur ensemble elles forment un auxiliaire puissant à l'étude clinique. C'est à cette dernière que nous serons redevables des caractères les plus importants.

C'est pour avoir méconnu cette subordination nécessaire du microscope et de ses théories aux faits d'observation recueillis par le clinicien que plus d'un chirurgien distingué a vu frapper de nullité le fruit de ses labeurs. Toute classification des tumeurs faite dans ces conditions ne pouvait être qu'un échafaudage bâti sur du sable. Faut-il en donner un exemple frappant ? Ouvrons le dernier *Traité de pathologie externe* publié à Paris par un homme distingué, d'une réputation aujourd'hui européenne. Nous trouvons à l'article *Tumeur* des vérités nombreuses et clairement énoncées à côté d'une classification et de théories aussi impossibles à soutenir au point de vue histologique qu'au point de vue clinique.

Élève de l'École de LEBERT et partisan par conséquent de la cellule cancéreuse, FOLLIN en fait le point de départ de sa division. Les tumeurs ou pseudoplasmes sont divisées en homéomorphes ou analogues aux tissus de l'organisme, et hétéromorphes ou différentes, par leur composition histologique, des tissus normaux. En faisant même abstraction de l'erreur qui consiste à attribuer aux tumeurs cancéreuses une cellule spécifique, nous trouvons encore plus d'un point évidemment fautif dans cette division des tumeurs. L'épithéliome, par exemple, qui n'est pas autre que le cancer épithélial, est séparé de la classe à laquelle il appartient par ses caractères anatomiques. Il devrait être rangé à côté du lipôme, tumeur dont il diffère sous les rapports les plus importants. Il suffit de lire l'article qui le concerne pour voir que FOLLIN lui reconnaît toutes les qualités du cancer. N'a-t-il pas dit du reste : « Si j'étais appelé à formuler mon opinion sur la récidive des tissus homéomorphes et hétéromorphes, je dirais que le cancer, le tissu fibro-plastique, les tumeurs épithéliales récidivent sur place et dans l'économie. Imbu d'abord d'idées exclusives...., j'ai dû céder à l'évidence des faits. » Et en prenant successivement chacun des caractères que présentent les tumeurs homéomorphes et hétéromorphes, il est facile de se convaincre que certaines tumeurs homéomorphes présentent les rapports les plus intimes avec celles qui sont considérées comme hétéromorphes, tandis qu'elles s'éloignent sensiblement de leurs congénères. Si donc, cette différence de tissus, cette hétéromorphie existait réellement (et le contraire est à peu près démontré), ce serait un caractère détestable pour en faire le point de départ d'une classification. On ne saurait en choisir un plus mauvais.

Une autre division, basée sur un seul caractère clinique, la récidive après l'extirpation, mérite à peu près les mêmes reproches. La récidive est bien un des caractères les plus importants, au point de vue pratique, des tumeurs cancéreuses ; mais les tumeurs qui sont sujettes à se reproduire sont loin de présenter toutes les mêmes caractères de malignité. Il est vrai que dans ce cas la récidive est entourée de circonstances spéciales que nous signalerons plus loin.

J. PAGET divisait les tumeurs en tumeurs bénignes et tumeurs malignes, ces dernières différant surtout des premières par la diathèse dont elles sont la cause ou l'effet. C'est la division adoptée par VELPEAU dans son admirable Traité des tumeurs du sein. Elle est acceptée aujourd'hui par la plupart des micrographes, par VIRCHOW entre autres.

Amende honorable a été faite au clinicien qui a si sagement combattu l'erreur, qui a arrêté seul le flot d'idées mal assises basées sur des observations micrographiques incomplètes et erronées.

L'idée de malignité implique une cachexie consécutive, un pronostic presque infailliblement mortel, une généralisation de l'affection dans les différents tissus de l'économie et un ensemble de caractères anatomiques et physiologiques sur lesquels nous insisterons longuement. Cette division en tumeurs bénignes et tumeurs malignes répond aux besoins de la clinique; elle est pratique, et comme nous espérons le démontrer, assez facilement applicable.

Avant de passer à l'étude des différents caractères que présentent ces deux grandes classes de tumeurs, nous devons reconnaître qu'il n'y a pas à s'exagérer l'importance de cette division. Les types les plus marqués d'un groupe n'ont jamais été confondus avec ceux du groupe différent. L'encéphaloïde, par exemple, rangé parmi les cancers des anciens, prend place dans les tumeurs hétéromorphes et parmi celles qui sont sujettes à récidiver; ce sera pour nous un type de malignité, tandis que le lipôme appartiendra pour tous à la classe opposée. La seule supériorité que nous réclamions pour la division à laquelle nous accordons la préférence, c'est une base plus solide et plus pratique.

Caractères des tumeurs bénignes.

1° Les tumeurs bénignes sont habituellement pourvues d'un kyste qui les limite exactement et de tous les côtés. Ce kyste de tissu conjonctif est traversé par les vaisseaux et nerfs qui se rendent à la tumeur; il est adventif, formé par le tissu cellulaire ambiant, qui a été pour ainsi dire feutré par le développement excentrique de la tumeur. C'est lui qui réunit la tumeur aux organes environnants, et l'union qui en résulte sera plus ou moins intime. Habituellement ce feuillet celluleux présente une certaine laxité; sa résistance n'est pas grande; une traction bien dirigée, aidée par la pression d'un instrument mousse, parvient à le déchirer facilement; la tumeur, en un mot, se laisse énucléer. D'autres fois, au contraire, le kyste est fibreux et résistant; les

liens solides qui réunissent la tumeur aux organes voisins
sont tellement serrés qu'il devient impossible de la déplacer
par des pressions latérales sans déplacer aussi ces derniers;
et lorsque le chirurgien se décide à l'ablation, le moindre
progrès lui coûte un coup de bistouri.

La manière dont ce kyste prend naissance nous explique
cette différence : est-il formé d'un tissu conjonctif lâche et
facile à déplacer, il jouira nécessairement des mêmes propriétés. Il sera au contraire dense et résistant s'il prend
naissance dans une région où se trouvent en grand nombre
des fibres élastiques volumineuses et entrelacées. C'est ainsi
que la tumeur développée dans les couches profondes du
derme présentera des adhérences solides, tandis que celle
qui siégera dans le tissu cellulaire graisseux sous-cutané se
laissera facilement énucléer. Ce feuillet de tissu conjonctif
enveloppant les tumeurs bénignes est susceptible de modifications importantes. De légères inflammations fréquemment répétées pourront lui faire perdre sa laxité primitive,
et au contraire, s'il était d'abord fibreux et résistant, par
des manipulations prudentes et longtemps répétées, ayant
pour tendance de déplacer la tumeur en tous sens, on par-
viendra à la mobiliser et à la rendre plus facilement énu-
cléable.

Dans certains cas cette enveloppe de tissu conjonctif est
difficile à démontrer. Prenons comme exemple les tumeurs
vasculaires : le kyste est ici si fréquemment perforé par les
vaisseaux se rendant à la tumeur, qu'il semble au premier
abord ne pas exister, d'autant plus que l'irrégularité de la
surface qu'il recouvre permet difficilement au scalpel de le
suivre.

Dans d'autres cas le kyste fait absolument défaut; c'est
lorsque la tumeur s'est développée sur une surface libre,
comme les tumeurs épidermiques, certaines tumeurs épithéliales, certains polypes muqueux. On comprend facilement qu'un kyste adventif de tissu conjonctif ne puisse pas
se former dans de telles conditions.

2° Les tumeurs bénignes, en se développant, refoulent
les tissus environnants; cette pression a pour résultat, soit
un simple déplacement de ces organes, soit leur atrophie,
lorsque les dispositions anatomiques ne leur permettent pas

de céder à l'invasion. Dans certains cas ils réagissent à leur tour sur la tumeur en vertu de l'élasticité qui leur est propre, et modifient sa forme et sa position. S'ils enveloppent la tumeur, ils se laissent déplacer, distendre et amincir ; s'ils lui sont latéraux, elle creuse dans leur épaisseur une dépression où elle se loge en partie.

Le tissu osseux lui-même, malgré sa dureté, ne fait pas exception à la règle : il résiste longtemps, mais finit par céder. Il est important de bien comprendre la nature de l'atrophie consécutive à la pression exercée par une tumeur bénigne, et de ne pas la confondre avec la destruction des tissus par le cancer. On a longtemps discuté sur son mode de production ; faut-il y voir autre chose qu'un effet mécanique diminuant la circulation locale et l'abord vers la partie comprimée du liquide nutritif ? L'équilibre entre les phénomènes de destruction et de réparation qui constituent la nutrition physiologique est nécessaire à l'intégrité des organes. Si le plasma chargé de fournir les matériaux réparateurs arrive en moins grande abondance, les pertes incessantes n'étant plus équilibrées, il y a atrophie.

3° Si nous continuons, à l'aide du microscope, l'analyse anatomique des tumeurs bénignes, nous constatons tout d'abord une variété presque infinie d'éléments histologiques. Nous pouvons y trouver toutes les formes cellulaires qui se rencontrent dans les tissus sains, comme toutes celles que le microscope nous permettra de découvrir dans les tumeurs malignes. Mais si, au lieu de considérer chacun des éléments de la tumeur pris isolément, nous considérons leur ensemble, nous trouvons quelques faits anatomiques importants à signaler. Il y a une similitude très-grande entre les tumeurs bénignes et les tissus sains, non-seulement si nous considérons les cellules, mais encore si nous étudions leur agencement et la composition intime de la néoplasie. Ainsi nous trouverons dans le lipôme des cellules adipeuses affectant absolument la disposition du pannicule graisseux sous-cutané : dans les tumeurs épidermiques des cellules aplaties stratifiées, privées de noyaux dans leur âge avancé, superficielles et affectant une disposition identique à celle que nous trouvons dans l'épiderme et dans les productions épidermiques. Il serait facile de multiplier ces exemples.

A côté de cette similitude nous trouvons quelques dissemblances tenant à ce que les différents actes nutritifs se font
dans des conditions anormales. Ce sont, par exemple, les
hypertrophies simples et les hyperplasies, dont nous avons
déjà parlé au sujet des généralités sur la physiologie pathologique des tumeurs, ou encore l'accumulation sur certains
points de cellules en voie de régression donnant naissance
à des masses caséeuses, à des liquides de consistance variée. Ces différents produits sont souvent renfermés dans un
kyste, qui leur donne naissance par l'exfoliation continue
des cellules dont sa face interne est revêtue, et par leur infiltration graisseuse, phénomène identique à la sécrétion des
glandes sébacées. Enfin, dans certains cas, l'effet de l'absorption sur les liquides enkystés dans les tumeurs bénignes
pourra, en concentrant ces liquides, favoriser la formation
de cristallisations diverses, ou produire de véritables calculs, mélanges de cristaux et de débris organiques dont la
composition se révèlera à nous dans l'examen microscopique.

4° Le siége occupé par les tissus de formation nouvelle qui
constituent la tumeur, a une importance très-grande et constitue un des caractères distinctifs les mieux marqués entre
les tumeurs bénignes et les tumeurs malignes. Les premières
sont habituellement formées par des éléments histologiques
analogues et même identiques à ceux du tissu où ils ont
pris naissance; ainsi les lipômes se rencontrent partout où
l'on trouve à l'état normal du tissu adipeux; les tumeurs
épidermiques ont pour base le derme; les exostoses se développent sur les os. Les lois d'analogie de tissus signalés
par VIRCHOW nous expliquent quelques exceptions plus apparentes que réelles. Le tissu conjonctif, par exemple,
analogue au tissu osseux, pourra nous présenter des tumeurs osseuses, et les os donneront naissance à des tumeurs
fibreuses ou conjonctives de nature bénigne.

Les différents cas d'hétérochronie pourront se présenter
dans les tumeurs bénignes, et sembleront faire exception à
cette loi d'analogie : citons, comme exemple, du tissu cartilagineux se formant sur la diaphyse d'un os long, complétement développé. On ne trouve pas de cartilage, il est vrai,
au point où la tumeur s'est développée; mais à l'époque de

son développement, cette partie de l'os a passé par l'état cartilagineux avant de devenir osseuse.

Si nous passons maintenant à l'étude du siége occupé par les éléments histologiques eux-mêmes, nous trouvons dans l'absence d'infiltration de ces éléments, dans les tissus sains environnants, un caractère distinctif d'une grande importance. Il est toujours facile de voir exactement les limites de la tumeur, et sauf les effets mécaniques que nous avons signalés, dus à la pression qu'elle exerce autour d'elle, les tissus qui l'environnent n'ont subi aucune altération, aucune modification dans leur composition intime. C'était un fait anatomique facile à prévoir, vu l'existence du kyste indiqué plus haut.

Nous verrons, au sujet des tumeurs malignes, l'importance énorme que l'on a attribué, dans ces derniers temps, à la présence ou à l'absence des éléments de la tumeur infiltrés au loin dans les tissus.

5° Il résulte de cette séquestration de la tumeur au milieu des tissus sains son indépendance presque complète lorsqu'elle est le siége d'une altération morbide. Elle pourra s'enflammer et suppurer sans que pendant longtemps l'inflammation et la suppuration franchissent le kyste qui enveloppe la tumeur. Dans certains cas cependant cette barrière sera insuffisante et l'inflammation pourra se propager au loin; mais le plus souvent le processus morbide n'agira que vers un point limité du kyste, déterminant son ulcération vers le point où il est le plus superficiel; les enveloppes extérieures de la tumeur, distendues et amincies par le développement qu'elle a pris, se laisseront perforer à leur tour, et les produits inflammatoires pourront s'échapper au dehors.

Si l'ulcération attaque la tumeur, elle détruira lentement les éléments qui la composent, en vertu du processus morbide que nous avons comparé à une gangrène moléculaire. Toute la surface de la néoplasie pourra se transformer en un vaste ulcère; mais cette ulcération n'aura aucune tendance à envahir profondément les tissus sains; il se formera seulement une ou plusieurs perforations habituellement circulaires, à bords minces et presque tranchants dans les points où les enveloppes de la tumeur sont le plus disten-

dues. Par ces orifices s'échappera le détritus ulcéreux, et
par eux, au moyen du stylet, le chirurgien pourra s'assurer
de l'étendue du décollement qui sépare la tumeur d'avec
les tissus environnants restés comparativement sains.

Par les orifices ulcéreux pourront s'échapper des fongosités sanguinolentes et ulcérées, témoignages d'une activité
très-grande dans la formation des éléments nouveaux ; elles
auront pour base la tumeur et ne se développeront pas sur
les tissus qui l'environnent. Enfin, si la destruction est plus
rapide, si la gangrène frappe la tumeur, elle pourra périr
en totalité, tomber sous forme d'une masse noirâtre, ra-
mollie, odorante. L'ulcération la sépare des tissus qui l'a-
voisinent ; le processus destructeur s'arrête là ; le vide
qu'elle laisse se comble peu à peu par le bourgeonnement
d'une couche pyogénique qui s'est formée ; une cicatrice
remplace la tumeur. Une guérison spontanée et définitive
est l'heureuse conséquence d'une action morbide souvent si
terrible lorsqu'elle s'attaque à des tissus normaux.

6° Mais il s'en faut de beaucoup que cette destruction
des tumeurs bénignes soit rapide et fréquente. Un de leurs
caractères les plus constants c'est leur longévité. On peut
dire d'une manière générale qu'elles ont un développement
très-lent et une période d'état presque indéfinie. Nous re-
trouverons ce caractère dans certaines tumeurs cancéreuses,
mais il forme là une rare exception, tandis que c'est la règle
dans les tumeurs bénignes. La cause de cette lenteur et de
cette persistance est du reste bien différente dans les deux
cas. Tandis que dans les cancers elle est due à la destruction et à l'absorption rapides des éléments histologiques
au fur et à mesure qu'ils se développent, elle tient dans les
tumeurs bénignes à une prolifération moins active et à une
organisation plus complète des productions nouvelles. Les
éléments arrivent à un développement aussi complet que
dans les tissus normaux ; leurs formes sont plus stables ; ils
ont par conséquent moins de tendance à se détruire rapidement. Mais si la nutrition des tumeurs bénignes se rapproche à un tel point de celle des tissus normaux, il nous
est facile de comprendre que leur résorption complète,
soit spontanée, soit provoquée, ne doit s'observer que très-
rarement. C'est ce que démontre l'expérience journalière.

7° Les tumeurs bénignes sont habituellement uniques, rarement multiples. Lorsqu'on en rencontre plusieurs, elles occupent toutes le même tissu et souvent la même région ; elles n'ont aucune tendance à se généraliser dans l'organisme ; elles ne sont, en un mot, sous l'influence d'aucune diathèse dont on pourrait les considérer, soit comme la cause, soit comme l'effet.

Certains cas semblent en contradiction flagrante avec cette vérité ; on a rappelé des observations où d'innombrables lipômes parsemaient le tissu cellulaire du même individu. Faut-il voir là autre chose que l'influence d'une cause toute locale agissant sur un seul tissu et n'ayant aucune tendance à étendre son action sur les autres ? Ce n'est pas ici le lieu de discuter les idées de VIRCHOW sur la diathèse, puisque rien dans les tumeurs bénignes ne pourrait nous porter à l'admettre ; nous aurons l'occasion de revenir sur ce sujet en développant les caractères des tumeurs malignes. Nous ne saurions passer sous silence l'absence de phénomènes morbides du côté des ganglions lymphatiques de la région où siége la tumeur. Si le chirurgien est appelé à se prononcer sur la nature d'une néoplasie, il ne tarde jamais à les interroger. La seule altération qu'ils puissent présenter dans les tumeurs bénignes sera une adénite aiguë ou chronique due à la propagation par la voie des vaisseaux lymphatiques des accidents inflammatoires et ulcéreux développés par contact dans les parties molles qui avoisinent la tumeur.

On comprend facilement que le gonflement et l'induration inflammatoire des ganglions pourront jeter du doute dans l'esprit du chirurgien, s'il hésite déjà sur la nature d'une tumeur irrégulière ulcérée et couverte de fongosités. La marche de l'adénite, si différente de ce qu'on observe dans les cancers, viendra presque toujours éclairer le diagnostic.

8° Les tumeurs bénignes ne récidivent pas, mais elles peuvent reparaître localement si elles n'ont été qu'incomplétement détruites. La partie survivante devient le point de départ d'une néoplasie nouvelle identique à la première. Dans certains cas, plus rares il est vrai, la partie oubliée ne fait plus de progrès ou s'atrophie à la longue. Ce dernier résultat pourra s'observer si l'on a détruit la plupart des vaisseaux se rendant à la tumeur. Il pourrait arriver aussi, malgré la bénignité la mieux confirmée, qu'une tumeur nouvelle, identique à la première, se développât à une certaine distance de celle qui a été enlevée. Ce ne serait pas là l'effet d'une diathèse, mais bien une tendance morbide localisée dans un seul tissu ou même dans une seule région et susceptible d'y persister plus ou moins longtemps. Il est du reste facile de comprendre que nous n'entendons pas ici déclarer les récidives impossibles, mais seulement indiquer leur rareté. Il est bien évident, en effet, que l'existence présente ou passée d'une tumeur, fût-elle bénigne, n'est pas une raison suffisante pour qu'une autre tumeur semblable ne puisse pas se développer dans le même tissu sous l'influence d'une cause identique à celle qui a produit la première.

9° Un caractère récemment indiqué par les Allemands, et auquel Virchow accorde une grande importance, c'est la sécheresse comparative du tissu des tumeurs bénignes. Cette qualité, dont il est facile de se convaincre pour la plupart d'entre elles, n'exclut pas l'idée de collections liquides, de kystes par exemple; il suffit, pour qu'on puisse l'invoquer, qu'il n'y ait pas d'infiltration dans l'épaisseur même du tissu qui forme la tumeur. Ce que nous avons dit jusqu'ici des tumeurs bénignes nous explique l'absence de ce liquide séreux humectant leur substance. La circulation sanguine y est à peu près normale, et le courant veineux draine les tissus, aidé probablement d'une façon très-active par les vaisseaux lymphatiques. Le rôle de ces derniers nous paraîtra plus manifeste dans l'étude des tumeurs malignes. Remarquons enfin que cette sérosité que l'on rencontre en grande abondance infiltrant les tissus cancéreux est produite au moins en partie par la décomposition et la liquéfaction rapide des cellules de formation nouvelle. Cette exagération des phénomènes nutritifs n'étant pas en général très-marquée dans les tumeurs bénignes, l'absence d'infiltration devient une conséquence naturelle du mode suivant lequel s'y comporte la nutrition.

10° Le dernier caractère que nous invoquerons et qui est sans contredit le plus important, c'est l'absence de cachexie. Il ne faut voir dans la cachexie qui accompagne certaines tumeurs que l'épuisement de l'organisme marchant vers sa destruction avec une rapidité toujours croissante sous l'influence de lésions locales entravant les fonctions indispensables à la vie. Les conditions nécessaires à la production de cet état général ne se présentent pas dans les tumeurs bénignes. Nous avons vu en effet qu'elles n'ont pas de tendance envahissante, que les lésions morbides dont elles sont atteintes se limitent à leur propre substance, que leur développement est lent et que leur nutrition se rapproche du type normal. Il n'y a pas là une cause d'épuisement rapide. Aussi nous pourrons rencontrer souvent des malades porteurs de tumeurs bénignes qui remontent à une époque très-éloignée, dont l'origine se perd pour ainsi dire dans le passé. Nous en verrons aussi dont les tumeurs seront très-volumineuses et même ulcérées, et qui néanmoins conservent tous les dehors de la santé.

Ce sont là des caractères d'une importance énorme pour le clinicien; seuls, ils suffiront dans bien des cas pour éloigner tout espèce de doute. Par ce seul fait qu'un malade est porteur d'une tumeur depuis dix ou quinze ans et qu'il n'est pas cachectique, on peut affirmer que la tumeur est de nature bénigne.

Il est certains cas cependant où l'organisme s'épuise, même assez rapidement, sans que la tumeur qui cause le mal soit de nature cancéreuse. Cet affaiblissement peut tenir, soit à une perte ou à une consommation trop grande du liquide nutritif, soit à la compression par la tumeur d'un organe nécessaire à la vie. Citons quelques exemples. Une tumeur très-vasculaire s'ulcère, elle devient le siége d'hémorrhagies qui, par leur fréquence ou leur abondance, menacent le malade d'une mort prochaine. Un kyste, par son volume, rend inévitables des ponctions répétées; une dépense énorme de liquide nutritif est nécessaire à la réplétion du kyste; l'organisme s'épuise pour y subvenir. Une tumeur siégeant à la base du cou comprime la trachée dans l'arc osseux formé par les premières côtes, le sternum et la colonne vertébrale; le malade meurt d'une asphyxie lente que rien ne pourra arrêter, si ce n'est l'intervention active du chirurgien lorsqu'elle sera applicable.

Nous ne parlerons pas de la forme habituellement globuleuse et régulière des tumeurs bénignes, de leur consistance si variable, mais habituellement uniforme, de la coloration normale des téguments qui les recouvrent, des caractères particuliers des douleurs qu'elles peuvent présenter. Ces différents signes ne présentent quelque intérêt que dans l'étude de chacune d'elles en particulier.

Caractères des tumeurs malignes.

1° Les tumeurs malignes ne sont pas pourvues de ce kyste ou enveloppe conjonctive, qui limite si exactement les tumeurs bénignes et qui les sépare des organes environnants. Il arrivera, il est vrai, au chirurgien entreprenant leur ablation, de rencontrer des nappes de tissu conjonctif, qu'il lui sera possible de suivre pendant une partie de sa dissection ; il pourra même, dans certains cas, énucléer en quelque sorte la tumeur ; mais combien diffèrent les conditions anatomiques dont il profite dans les deux cas ! Ces feuillets celluleux sont ceux qui, à l'état physiologique, séparent, des parties voisines, l'organe où s'est développée la tumeur maligne. Ce sont les limites normales de l'organe malade, et lorsqu'on les trouve intactes on est au delà des confins de la tumeur. Cette dernière, en se développant, au lieu de refouler devant elle la barrière qu'elle rencontre, ne tarde pas longtemps à la faire disparaître.

L'absence de kyste conjonctif dans les tumeurs malignes est parfaitement expliquée par leur mode de croissance. Les éléments de formation nouvelle s'infiltrent profondément dans le tissu où ils ont pris naissance. Vers le centre de la tumeur on ne rencontre que du tissu pathologique, plus loin il se trouve pour ainsi dire combiné au tissu normal, plus loin encore ce dernier est en excès, il n'est que légèrement modifié par la présence des éléments étrangers ; enfin, par une gradation insensible on arrive aux parties saines. Si l'œil, armé du microscope, cherche à suivre pas à pas la marche de cette infiltration, il lui sera possible de recueillir quelques faits, non moins intéressants au point de vue de la physiologie pathologique des tumeurs malignes, qu'importants au point de vue pratique pour le chirurgien qui se décide à opérer.

On trouve des éléments histologiques de la néoplasie au delà des limites qu'on serait tenté de lui attribuer par l'examen direct ou par la palpation.

Est-il nécessaire de faire ressortir ici l'importance de cette donnée anatomique qui nous explique les récidives locales et qui dicte au chirurgien une règle absolue, qu'il ne saurait négliger sans courir le risque de faire une opération inutile, suivie infailliblement de récidive locale?

L'infiltration ne marche pas d'un pas égal dans toutes les directions et l'on trouve même, sous ce rapport, des inégalités très-marquées. Elle se propage en suivant les traînées de tissu conjonctif, et lorsqu'elle le trouve mou, friable, formé par des cellules jeunes, à parois minces, contenant encore leurs noyaux, anastomosées entre elles par des prolongements presque rectilignes, la rapidité avec laquelle elle progresse peut être très-considérable. Le professeur Küss, de Strasbourg, a été le premier à signaler l'infiltration par des cellules épithéliales de la gaîne celluleuse des vaisseaux sortant par le trou mentonnier. C'était dans un cas de cancroïde de la lèvre inférieure; le tissu cancéreux fut distinctement suivi jusque dans l'os maxillaire inférieur. C'est peut-être là le rôle que jouent les vaisseaux sanguins dans la propagation du cancer; celui-ci, du moins, est démontré par l'observation, tandis que la pénétration du cancer, dans le système veineux par les parois des vaisseaux, atteints eux-mêmes de dégénérescence, est moins en rapport avec les connaissances que nous avons sur la phlébite oblitérante. Il ne nous est pas encore permis cependant de repousser cette supposition d'une façon absolue, car on a trouvé des champignons cancéreux dans l'intérieur de la sous-clavière chez un malade porteur d'un cancer de la base du cou : il est vrai que la perméabilité de la veine entre le cancer et le cœur n'a pas été suffisamment examinée.

La gaîne celluleuse des nerfs est, de même que celle des vaisseaux sanguins, très-apte à transporter au loin l'infiltration des éléments cancéreux. C'est ce qui ressort du moins d'une des dernières pages de la pathologie cellulaire de VIRCHOW.

Rappelons-nous aussi que des chirurgiens, ne s'occupant que d'observation clinique, ont signalé la possibilité de la propagation du cancer par les filets nerveux. Il est très-naturel d'admettre que le névrilème, formé de tissu conjonctif, facilement perméable, est la voie ouverte au cancer pour continuer ses progrès.

Mais bien différente est la manière dont se comporte le tissu conjonctif vis-à-vis des tumeurs malignes, lorsque ses éléments cellulaires sont devenus volumineux, résistants, à parois épaisses, à prolongements entrelacés et spiroïdes, en un mot, lorsque de tissu cellulaire lâche il est devenu fibreux ou aponévrotique. Son rôle physiologique et pathologique n'est plus qu'une résistance passive. Il s'élève comme une barrière naturelle contre l'invasion des éléments destructeurs, qui viennent s'amonceler à sa surface, il arrête quelque temps leurs progrès au lieu de les favoriser, et lorsqu'il se laisse traverser, c'est grâce aux perforations qu'il présente pour laisser passer les vaisseaux et les nerfs. C'est ainsi que nous voyons la coque fibreuse des ganglions lymphatiques, devenus cancéreux, préserver quelque temps la gangue celluleuse qui les environne. Il nous a été donné tout récemment de voir, à la clinique de Strasbourg, un cancer épithélial, dévoloppé à la partie moyenne de la face externe de la cuisse, s'arrêter sur le fascia fémoral. M. le professeur SÉDILLOT, en rasant l'aponévrose, enleva toute la tumeur qui formait un hémisphère de 12 à 15 centimètres de diamètre. La cicatrisation fut assez rapide malgré la perte de substance des téguments, et le malade, âgé de soixante ans, quitta l'hôpital guéri, au moins momentanément.

Cette résistance des plans aponévrotiques n'est pas absolue : sa durée peut varier avec la nature du cancer ; ils finissent par se transformer eux-mêmes en tissu cancéreux.

Le cartilage vrai se laisse pénétrer bien plus difficilement encore ; la dégénérescence s'arrête à sa surface. VIRCHOW en trouve la raison dans l'absence d'anastomose celluleuse ; les capsules, en effet, enveloppent de toute part la cellule cartilagineuse. On comprend facilement qu'un semblable tissu puisse résister longtemps aux envahissements du cancer. Du reste, quelle que soit la raison de son imperméabilité, c'est là un fait d'observation, et l'explication en fût-elle mauvaise, il n'en conserverait pas moins toute sa valeur.

Les os , au contraire , sont facilement envahis par les tumeurs malignes. Leur analogie avec le tissu conjonctif et la
composition anatomique qu'ils présentent, nous expliquent
leur aptitude à devenir cancéreux. Les canaux vasculaires ,
dont ils sont criblés , sont autant de voies ouvertes à l'infiltration qui, dès qu'elle aura pénétré dans la cavité médullaire d'un os long , rencontrera toutes les conditions favo-
rables à une extension rapide. L'expérience clinique nous
montre trop souvent avec quelle facilité les os sont atteints,
puis détruits par les tumeurs malignes ; combien de fois
n'est-il pas arrivé au chirurgien de porter la scie sur un
point du squelette qu'il croyait au delà des limites du mal
et de rencontrer le canal médullaire rempli de tissu de mauvaise nature !

Les tumeurs malignes envoient donc, dans toutes les directions où les conditions anatomiques le permettent, des
jetées cancéreuses qui les fixent aux organes voisins ; et elles
envahissent facilement ces derniers. Il en résulte une im-
mobilité précoce, des adhérences avec les téguments d'une
part, avec les parties profondes de l'autre. C'est là un de
leurs caractères les plus faciles à saisir. Lorsqu'elles sont
au début , la mobilité de l'organe qu'elles ont envahi et dont
elles n'ont pas encore franchi les limites , pourrait en im-
poser pour une mobilité qui leur est propre ; bientôt, par
les progrès de leur développement, elles atteignent et trans-
forment la gangue celluleuse qui permettait quelque mobilité à l'organe malade ; dès lors les adhérences, qui les
fixent aux tissus avoisinants, se multiplient et s'allongent
au loin ; tout mouvement communiqué à la tumeur n'aura
pour résultat qu'un déplacement en masse.

2° Si nous passons maintenant à l'analyse histologique des
tumeurs malignes, nous trouvons un grand nombre de faits
qui n'ont pas tous la même importance et qu'il est difficile
de grouper pour en tirer des lois générales. Est-il nécessaire de parler ici de la cellule cancéreuse ? Elle ne saurait
conserver son caractère de spécificité, puisqu'on la rencontre à l'état normal dans la moelle fœtale. Elle perd aussi
toute importance au point de vue du diagnostic des tumeurs
malignes, puisque bien des tumeurs, présentant les caractères cliniques des cancers, ne la contiennent pas. Il nous

suffit de signaler sa présence fréquente dans les formes cancéreuses les plus rapidement mortelles.

Quoiqu'il soit possible de rencontrer dans les tumeurs
bénignes toutes les formes cellulaires que présentent les
cancers, ces derniers n'offrent pas moins des caractères
histologiques qui sont assez tranchés. Citons d'abord la
grande variété de formes et de dimensions des éléments de
production nouvelle ; leur richesse en noyaux, qui semble
témoigner de leur activité de croissance ; la présence de
noyaux libres en nombre souvent considérable; l'infiltration
graisseuse se montrant de bonne heure dans les cellules.

3° Tandis que dans les tumeurs bénignes nous constations
une tendance marquée vers des productions organisées,
stables et définies, se rapprochant des tissus normaux par
leur composition histologique et par les phénomènes de nutrition qu'elles présentent, nous trouvons au contraire,
dans les tumeurs malignes, des produits pathologiques irré-
guliers dans leur développement, peu susceptibles d'une organisation les rapprochant du type physiologique, et marchant vite vers la destruction par les processus de transformation caséeuse d'ulcération et de gangrène. Cette dernière
phase des éléments nouveaux était accidentelle et formait
en quelque sorte l'exception dans les tumeurs bénignes ;
dans les cancers, au contraire, elle forme la règle, et si,
dans certains cas, elle semble se faire attendre dans l'infime
majorité, elle s'établit très-rapidement.

L'accumulation considérable des éléments cellulaires,
leur richesse en noyaux, la grande variété qu'ils présentent
dans leurs dimensions et dans leur forme, sont autant de
témoins qui accusent une activité de croissance exagérée,
considérée, par VIRCHOW, comme un effet d'une irritation
nutritive.

Les cellules cancéreuses sont d'abord infiltrées dans l'organe où prend naissance la néoplasie maligne, et petit à
petit elles se substituent aux éléments normaux qui le composent. Le tissu physiologique s'atrophie, se résorbe, il
disparaît complétement pour faire place au tissu envahis-
seur. Certaines parties, constituant l'organe altéré, per-
sistent plus longtemps que d'autres : ce sont, par exemple,
les vaisseaux sanguins et les plans aponévrotiques, encore

les trouve-t-on envahis eux-mêmes par la dégénérescence. Ce pouvoir destructeur dont jouissent les tumeurs malignes, n'arrête pas son action sur les tissus normaux : lorsque ceux-ci ont disparu, les tissus pathologiques qui les remplacent se détruisent à leur tour.

La même activité se manifeste dans la destruction du cancer et dans la destruction de l'organe qu'il a remplacé. L'irritation nutritive, s'il nous est permis de nous exprimer ainsi, est poussée à l'extrême dans les phénomènes de destruction comme dans ceux de production.

Les différents processus destructeurs que nous avons signalés dans les tumeurs bénignes, sont aussi ceux qu'on observe dans les cancers. Il peut y avoir liquéfaction et absorption des éléments cancéreux, qui disparaissent à leur tour sans laisser de trace, après avoir fait disparaître l'organe où ils se sont développés. C'est ce qu'on observe, par exemple, dans certaines formes du squirrhe, notamment dans le squirrhe atrophique ; tandis que l'altération gagne vers la périphérie, elle semble tendre à son centre vers la disparition.

Dans les tumeurs malignes, l'ulcération est un mode destructeur plus fréquent que le précédent. Nous nous sommes déjà expliqué sur la manière dont il convient d'envisager l'ulcération. Les cellules se détruisent et un détritus ichoreux les remplace. Cette gangrène, en quelque sorte moléculaire, étend souvent ses ravages plus loin, et des îlots entiers de tissus cancéreux sont frappés de mort et tombent sous forme d'escharres, laissant une vaste ulcération à l'endroit qu'ils ont occupé. L'ulcération et les gangrènes partielles sont l'exception dans les tumeurs bénignes et sont la règle dans les affections cancéreuses. Suivant la nature du cancer elles se déclareront plus ou moins rapidement. En général, elles ne se font guère attendre et donnent lieu à de graves accidents, tels que des hémorrhagies répétées, l'infection putride, l'épuisement du malade.

A la surface de ces ulcérations se développent des fongosités sanguinolentes et volumineuses, dont la croissance a une rapidité souvent prodigieuse ; elles sont formées de tissu cancéreux, infiltré de sérosité et quelquefois de sang ; la gangrène les détruit ; elles se reproduisent avec activité,

Souvent elles dépassent de beaucoup en volume la partie frappée de mort, d'autres fois elles sont petites comme une tête d'épingle et laissent subsister presque en entier la perte de substance; elles donnent alors un aspect chagriné à la surface de l'ulcération. Enfin ce travail réparateur, tout incomplet qu'il est, peut faire défaut complétement, et l'ulcération et la gangrène se donnant la main, la destruction fait des progrès vraiment effrayants.

Dans quelques cas, plus rares il est vrai, la tendance vers la réparation devient plus manifeste. La perte de substance causée par l'ulcération, sous l'influence d'une cause qui nous échappe, cesse de faire des progrès, elle se comble en partie et se recouvre même d'une mince pellicule cicatricielle. Cette cicatrice n'est jamais qu'éphémère, elle peut disparaître sous une croûte formée par le détritus organique desséché, où le travail ulcéreux, reparaissant avec une activité nouvelle, la détruit pour continuer plus loin ses ravages.

Quelles que soient la rapidité et l'étendue de l'ulcération et de la gangrène, jamais la tumeur maligne n'est détruite en totalité, il en reste toujours vers la périphérie une épaisse barrière qui continue ses progrès envahisseurs.

Nous n'observerons donc pas, par leur moyen, ces guérisons spontanées que nous avons signalées au sujet des tumeurs bénignes, et loin qu'on puisse en attendre un résultat favorable, elles doivent être toujours envisagées comme de fâcheuses complications.

Des masses caséeuses, dues à l'infiltration graisseuse et à la destruction consécutive des cellules, pourront s'observer dans les cancers comme dans les tumeurs bénignes; on en a signalé souvent dans les cancroïdes. Ici, pas plus qu'ailleurs, on ne devra les considérer comme de nature tuberculeuse. Des tumeurs perlées, décrites par CRUVEILHIER, formées par des amas de cellules applaties et imbriquées les unes sur les autres, pourront aussi occuper l'épaisseur des tumeurs malignes. Enfin, l'on rencontrera des poches remplies de sang plus ou moins pur et plus ou moins décomposé; épanchements qui sont dus à la rupture des vaisseaux dont les parois, envahies par le cancer, ont perdu la résistance qui leur est nécessaire. Ces hémorrhagies inters-

titielles augmentent rapidement le volume de la tumeur où
elles se sont produites.

4° Les tumeurs cancéreuses sont succulentes ; elles contiennent, en assez grande abondance, un liquide séro-albu-
mineux qui baigne les mailles de leur tissu. C'est là un des
caractères sur lequel les anciens ont le plus insisté : c'est le
suc cancéreux. Recueilli à la surface d'une coupe fraîche il
est blanchâtre et lactescent ; on le trouve formé d'un liquide
séreux, tenant en suspension des globules de graisse, des
noyaux, des cellules en voie de destruction, infiltrées de
granulations graisseuses, des granulations protéiques, quelquefois des grains pigmentaires, libres ou contenus dans des
cellules.

On y trouve encore les différents éléments morphologiques du sang et ceux auxquels il peut donner naissance
par sa décomposition au sein de l'organisme. Il n'y a, comme
on le voit, dans le suc cancéreux, rien qui soit spécifique,
si ce n'est toutefois l'ensemble de ses caractères qui rappelle
ceux des tumeurs malignes.

La composition de ce liquide nous explique assez bien sa
provenance. Le sérum ou plasma sanguin en forme la ma-
jeure partie, grâce à un phénomène analogue à celui qui
produit l'œdème. L'énorme distension des vaisseaux veineux
témoigne d'un obstacle à la circulation, qui fait pleuvoir à
travers les parois vasculaires la sérosité du sang. Les nombreux produits de destruction que l'on rencontre dans le
suc cancéreux nous montrent que ce liquide provient en
partie de la liquéfaction des éléments de la tumeur. Ce fait
est parfaitement en rapport avec ce que nous avons dit
déjà de l'activité qui se manifeste dans la nutrition de la tumeur, prolifération exagérée et destruction. Les produits
liquides de la destruction, mis en rapports avec des vaisseaux où la circulation est entravée, ne sont pas résorbés
à mesure qu'ils se forment ; ils s'accumulent sur place.

Nous verrons plus loin, dans les altérations que présente
le système lymphatique, une cause nouvelle de stagnation
pour le suc cancéreux.

Nous ne saurions passer outre sans rappeler le rôle dé-
létère que les anciens attribuaient au suc cancéreux, idée
rajeunie par VIRCHOW, et présentée par lui sous une forme

nouvelle. Toujours préoccupé du rôle important qu'il fait
jouer aux anastomoses des prolongements cellulaires et à la
circulation qui s'y produit, il considère le suc cancéreux
comme un liquide doué de propriélées contagieuses et apte
à provoquer le développement de tumeurs semblables à celles
qui l'ont produit, partout où il sera transporté par la circulation. Les progrès excentriques des tumeurs malignes deviennent, par cette théorie, le résultat de la circulation du
suc cancéreux dans les prolongements anastomosés des cellules. L'absorption de ce même liquide par les lymphatiques et par les veines explique l'apparition des tumeurs
malignes dans les ganglions lymphatiques et dans les régions
les plus éloignées.

D'après cette théorie, la diathèse deviendraitt inutile pour
expliquer la propagation à distance des tumeurs cancéreuses, et l'abondance de suc dans les tumeurs malignes as-
sure le triomphe de la cellule sur la diathèse.

5° Lorsqu'une tumeur maligne se développe dans un organe, les ganglions vers lesquels se dirigent les vaisseaux
lymphatiques de la partie malade, ne tardent pas à devenir
cancéreux et forment des tumeurs secondaires, identiques
à celle qui s'est montrée la première. La rapidité avec laquelle les atteint la dégénérescence varie avec l'espèce cancéreuse, et toute règle ayant trait à son développement
est sujette à de nombreuses exceptions. A peine est-il permis de dire que plus la marche du cancer est rapide et envahissante, au point où il a pris naissance, plus aussi il apparaît de bonne heure dans les ganglions voisins. Il n'est
pas rare, en effet, de rencontrer des cancers à marche rapide, déjà très-volumineux, siégeant dans un organe riche
en vaisseaux lymphatiques, et ne présentant, malgré toutes
ces conditions, aucun retentissement vers les ganglions.

On observe aussi que les cancers dont le développement
est lent, qui sont pour ainsi dire pauvres et languissants
dans leur habitus morbide, ne provoquent que très-tard
l'apparition de tumeurs secondaires dans les ganglions;
mais ici, comme dans le cas précédent, les exceptions ne
font pas défaut.

Au début de l'affection, les glandes lymphatiques forment
de petites tumeurs dures, arrondies, indolentes, dépassant

à peine par leurs dimensions les dimensions normales. Elles sont multiples, mobiles dans la gangue celluleuse qui les enveloppe ; ces différentes conditions les rendent facilement méconnaissables, et si l'on entreprend leur ablation, on n'est jamais bien sûr d'avoir tout enlevé. Petit à petit le volume de ces tumeurs devient plus considérable, le tissu cancéreux franchit les limites de la coque fibreuse du ganglion et la transforme ; dès lors les progrès sont rapides et la marche des tumeurs secondaires est identique à celle du cancer qui les a provoquées.

L'affection ganglionnaire est un des caractères cliniques les plus importants ; il est fréquemment invoqué par le chirurgien pour établir le diagnostic de la malignité d'une tumeur, et encore comme un des principaux éléments du pronostic qu'il convient de poser. Elle lui indiquera souvent la conduite qu'il doit tenir, car dans le cas où l'ablation des tumeurs secondaires serait impossible, celle de la tumeur primitive serait tout au moins inutile. Malheureusement pour le clinicien, c'est un caractère au sujet duquel l'erreur est quelquefois possible. Nous avons vu dans quels cas les tumeurs bénignes s'accompagnent d'induration inflammatoire des ganglions ; ce sont justement ceux où l'aspect de la tumeur, et les conditions morbides qui l'accompagnent, tendent à masquer sa bénignité. Mais si, de part et d'autre, nous trouvons au début de petits ganglions durs, mobiles et multiples, combien est différente, dans les deux cas, la marche ultérieure de l'affection glandulaire : l'erreur ne sera possible que lorsque la maladie est à son début.

Plusieurs questions importantes ont été agitées au sujet du développement de ces bubons cancéreux. Qu'il me suffise de les rappeler brièvement ; leur importance est tout entière du domaine de la physiologie pathologique. D'abord, au point de vue pathogénique, deux opinions sont en présence.

Les éléments histologiques du cancer, cellules et noyaux, pénètrent dans les vaisseaux lymphatiques, dont les parois sont détruites par la dégénérescence. Ils sont transportés dans les ganglions, où ils s'arrêtent et se multiplient par segmentation. La première barrière de ganglions serait d'abord seule atteinte, car les mailles du tamis qu'ils présentent sont trop étroites pour laisser passer les éléments morphologiques que la lymphe leur apporte. Ceux-ci devenus cancer, les vaisseaux efférents, détruits à leur orgine, transportent vers la seconde série de ganglions les éléments cancéreux puisés dans la première déjà transformée. L'affection cancéreuse se généraliserait ainsi dans le système lymphatique : elle remonterait étage par étage la chaîne de ses ganglions. A l'appui de cette théorie, ceux qui en sont partisans invoquent la présence de cellules et de noyaux semblables à ceux qui composent la tumeur dans les vaisseaux lymphatiques qui se rendent aux ganglions.

Une opinion différente fait jouer au liquide même, provenant du cancer, le rôle le plus important. Produit par la liquéfaction des éléments cancéreux, il pénètre dans les lymphatiques et, grâce à ses propriétés irritantes et contagieuses, il détermine dans les ganglions les mêmes transformations de tissu que dans la tumeur primitive. D'après cette théorie, le transport des éléments morphologiques par les vaisseaux n'est pas nécessaire pour la propagation et la multiplication rapides des tumeurs malignes. Je lui accorde volontiers la préférence, elle explique mieux les phénomènes que nous observons journellement, et elle est plus en rapport avec ce qui se passe dans le développement excentrique du cancer. Baignant les tissus sains qui avoisinent le cancer, le suc cancéreux détermine leur transformation. Transporté dans les ganglions, ceux-ci deviennent cancéreux. Privé d'éléments histologiques, il les traverse sans peine et porte le mal rapidement dans toute la chaîne ganglionnaire. Par la voie des lymphatiques, et peut-être aussi par l'absorption veineuse, il pénètre dans la circulation générale et détermine l'apparition de tumeurs malignes dans des organes éloignés, n'ayant aucune connexion directe avec celui qui a été le premier atteint. C'est là bien certainement une théorie qui s'adapte parfaitement aux tristes faits que nous voyons tous les jours dans les salles de nos hôpitaux.

La question des lymphatiques, dans le système osseux, ne trouve dans la pathologie des tumeurs malignes aucun fait qui puisse la résoudre d'une façou affirmative. Lorsqu'un cancer se développe dans un os, les tumeurs ganglionnaires n'apparaissent que lorsque la dégénérescence a gagné les parties molles plus superficielles. Il est à remarquer que la rapidité de leur apparition est dans un rapport constant avec la richesse en vaisseaux lymphatiques de la partie primitivement affectée.

6° Des tumeurs secondaires ne se forment pas seulement dans les ganglions lymphatiques, elles peuvent se développer partout, à des distances très-grandes du cancer primitif et dans les organes les plus dissemblables. Il n'est pas nécessaire, pour qu'elles se produisent, qu'il y ait contiguité ou continuité de tissu et souvent aucun rapport vasculaire, soit veineux, soit lymphatique, ne saurait expliquer leur apparition.

Cette multiplicité prochaine d'une affection qui ne s'était manifestée d'abord qu'en un seul point, est un des principaux caractères des tumeurs malignes. Nous avons vu que dans certains cas les tumeurs bénignes semblent douées de cette fâcheuse propriété; mais combien est grande la différence !

La multiplicité même des tumeurs bénignes porte ce cachet de localisation qui les caractérise. Elles occupent toutes le même tissu et présentent une identité parfaite de composition. Un cancer du poumon, du foie, des reins, de la dure-mère, du cœur, de la plèvre, pourra être la conséquence d'une tumeur primitive du sein, de l'utérus, du testicule, des lèvres, des os : quel que soit, en un mot, le point où l'affection s'est manifestée d'abord, il n'est pas un organe qui soit à l'abri des tumeurs secondaires. De plus les tumeurs secondaires ne présentent pas toujours une identité parfaite avec les tumeurs primitives. C'est un fait sur lequel insistait Velpeau lors de la discussion sur la cellule cancéreuse. La différence portait sur le nombre et le volume des cellules et des noyaux, qui étaient plus considérables dans les tumeurs développées les dernières. A cette différence vient s'en joindre une autre purement clinique : la marche des tumeurs secondaires devient plus rapide que celle des cancers primitifs. Il n'en est pas toujours ainsi : dans les formes à développement rapide, toute inégalité disparaît, tandis qu'elle est bien manifeste lorsque l'affection, quoique maligne, revêt les caractères opposés.

Comment se produisent ces tumeurs secondaires?

Quelques mots sur la diathèse. Ceux qui la défendent

voient, dans l'apparition de la première tumeur, l'effet d'une tendance générale de l'organisme, n'ayant de localisation ni dans un tissu ni dans une région. C'est une force latente qui, à un moment, se manifeste en un point. Elle produira, dans l'organisme où elle s'est établie, le développement d'un cancer, aujourd'hui dans le sein, demain dans le foie ou le poumon. Une origine commune est le seul rapport qu'il y ait entre ses manifestations successives. Les tumeurs secondaires ne sont pas la conséquence de la première, elles sont toutes dues à une même force. Quelle sera la conduite du chirurgien devant cette doctrine si peu consolante? A quoi lui servira de détruire le mal s'il ne peut en atteindre la cause? De là ces discussions interminables entre les partisans de l'inaction et ceux qui refusent de s'y soumettre.

On a cherché de tous temps à localiser le début de l'affection cancéreuse. Si la science pouvait se laisser guider par le sentiment, une théorie toute différente de la précédente serait à coup sûr préférable. Il est possible d'expliquer l'apparition des tumeurs secondaires sans supposer une diathèse préexistante. Une cause toute locale détermine la formation d'un cancer en un point quelconque de l'organisme. Le suc cancéreux, résultant du mode particulier de nutrition de ce tissu de formation nouvelle, est doué de propriétés irritantes et contagieuses. Il se répand dans les tissus sains avoisinants, et détermine leur dégénérescence. Il est absorbé par les lymphatiques, et les ganglions auxquels se rendent ces derniers, deviennent cancéreux. Par les veines et par les lymphatiques il pénètre dans la circulation générale et se trouve en rapport avec tous les organes où il pourra dès lors exercer son action. Il se passerait là, en quelque sorte, une généralisation morbide, analogue à celle que l'on observe dans la syphilis. Au lieu d'une diathèse nous avons une infection générale de l'organisme par des produits sécrétés localement, et il ne nous sera pas impossible, dans certains cas, rares il est vrai, d'en arrêter les progrès.

Plusieurs faits d'observation journalière plaident en faveur de cette manière d'envisager les choses. C'est, par exemple, la succession des accidents observés dans la généralisation des tumeurs malignes, au lieu de la simultanéité à laquelle on pourrait s'attendre dans le cas d'une diathèse. Ce sont encore les cas suffisamment avérés de guérison après l'opération (VELPEAU, *Tumeurs du sein*) et le rapport qui existe entre la richesse vasculaire d'un organe et la fréquence des cancers secondaires qu'on y observe.

7° Les tumeurs malignes récidivent après l'opération, ce qui n'a lieu pour celles qui sont de nature bénigne que dans des conditions tout à fait exceptionnelles. De longues et de nombreuses discussions se sont élevées sur la 'curabilité ou l'incurabilité du cancer; et ici aussi les chirurgiens les plus distingués se sont séparés en deux camps. Il doit ressortir de tout ce que nous avons dit jusqu'ici que l'avis de VELPEAU et de BENNETT est aussi celui auquel nous nous rangeons.

Dans certaines conditions, malheureusement fort rares, le cancer, qui est primitivement une affection locale, est susceptible, par l'opération, d'une guérison à l'abri des récidives. Mais ce que nous avons vu, touchant l'anatomie et la physiologie des tumeurs malignes, tout en nous montrant cette localisation au début et la possibilité d'une guérison, nous montre en même temps quelle réserve infinie nous devons mettre lorsqu'il s'agit de porter un pronostic favorable. Les statistiques nous mènent à la même conclusion. Celles de VELPEAU, entre autres, nous présentent quelques rares guérisons en face de nombreuses récidives; encore les premières sont-elles présentées avec une circonspection très-grande. Il est donc permis de dire que la récidive, qui est l'exception pour les tumeurs bénignes, devient la règle lorsqu'il s'agit des cancers.

Elle peut avoir lieu localement ou dans un point plus ou moins éloigné du siége primitif du mal. Les causes qui président à la réapparition du mal et au choix du siége qu'il occupe, nous sont en parties connues. Nous avons vu les éléments histologiques présenter une tendance très-marquée à s'infiltrer entre les tissus sains, en suivant surtout les traînées celluleuses qu'ils rencontrent. Souvent, cette infiltration dépasse de beaucoup les limites que l'on serait tenté de lui attribuer, soit par l'examen direct, soit par la palpation. Le chirurgien est donc exposé à laisser dans la plaie qu'il a faite pour enlever la tumeur, des tissus atteints déjà de dégénérescence cancéreuse. Telle est bien certainement la cause des récidives locales. Un fait digne d'attirer notre attention, et qui s'explique par la vitalité spéciale aux tumeurs malignes, c'est la possibilité d'une cicatrisation complète, malgré l'insuffisance de l'opération. Elle pourra même se produire très-rapidement. C'est là un fait que les cliniciens ont observé de tous temps. Ils l'ont interprété de façons très-différentes et en ont déduit parfois des règles de traitement qui n'ont pas toutes une grande utilité pratique.

C'est ainsi que, pour se mettre à l'abri contre une récidive locale, consécutive à une cicatrisation rapide, on a conseillé d'éviter les réunions immédiates, de faire suppurer la plaie par un pansement irritant. Attribuer la récidive à l'absence de suppuration et à la rapidité de la cicatrisation, c'était commettre une erreur de cause, basée sur l'axiome *post hoc ergo propter hoc*. L'étiologie morbide ne saurait trop se méfier de cette tendance, si naturelle à l'esprit humain, de considérer une succession de faits comme la conséquence les uns des autres, tandis qu'ils peuvent être soit indépendants soit soumis tous à la même cause. Il est suffisamment démontré aujourd'hui que la récidive locale est due à l'insuffisance de l'opération et que la présence de tissus déjà dégénérés n'arrête pas toujours la marche de la cicatrisation. C'est ce qu'il était facile de prévoir en se basant sur la possibilité d'une cicatrice dans les ulcères cancéreux.

Bien plus, dans certains cas, le début de la dégénérescence cancéreuse dans la plaie semble hâter sa réparation et l'adhésion des lambeaux qui la recouvrent.

Un fait qui a frappé tout observateur attentif, c'est la rapidité avec laquelle on obtient souvent la réunion d'une plaie consécutive à l'ablation d'un cancer volumineux chez des sujets dont l'état général offrait le moins d'espoir. Cette cicatrisation rapide est bien certainement due à l'activité considérable que nous avons signalée dans la nutrition des tissus en voie de dégénérescence, dans leur développement et dans la formation d'éléments histologiques nouveaux. La cicatrice qui se forme dans des conditions semblables, est déjà cancéreuse avant d'être complète. On la trouve souvent épaisse, dure, adhérente aux parties voisines ; elle semble succulente et œdémateuse. Elle se boursouffle, s'ulcère et se détruit, pendant que dans son voisinage de nouvelles tumeurs suivent la marche de celle que l'on a enlevée. La phase de destruction arrive souvent plus tôt, avant que la réunion se soit opérée partout ; dans ces cas là l'ulcération ronge la cicatrice incomplète ; la plaie prend l'aspect cancéreux.

Moins fréquemment, la récidive locale se produit à côté de la cicatrice, à une époque plus ou moins éloignée de l'opération.

C'est ce qu'on observe, par exemple, dans certains squirrhes à marche lente, avec tendance atrophique. Cette forme de récidive est due, elle aussi, à ce que tout le tissu cancéreux n'a pas été détruit. Ce sont de longues traînées squirrheuses, se ramifiant au loin, et comparées à des bras, qui ont été le point de départ de la récidive.

Lorsque l'ablation des tissus cancéreux a été complète, la récidive n'est plus que le développement d'une tumeur secondaire. Elle a lieu dans les ganglions ou dans des organes éloignés. Nous nous sommes expliqué assez longuement sur le développement de ces tumeurs secondaires et sur la possibilité de méconnaître la présence des ganglions cancéreux au début de leur dégénérescence. Mais comment expliquer la réapparition d'une tumeur maligne après cinq, dix et même quinze années d'absence ? Il est bien difficile d'admettre que l'organisme, infecté par l'absorption du suc cancéreux, soit resté si longtemps sans manifester cette altération par la production de tumeurs nouvelles. Cet état diathésique prolongé n'est guère explicable. D'un autre côté, croire à la présence dans l'organisme, pendant un laps de temps aussi considérable, de tissus cancéreux, en quelque sorte latents, n'est guère en rapport avec nos connaissances physiologiques sur le développement rapide et sur la tendance envahissante des tumeurs malignes.

N'est-il pas plus naturel d'admettre qu'il s'est développé un nouveau cancer indépendant du premier ? Parce qu'un cancer s'est développé et a été détruit par l'opération, ce n'est pas une raison pour que de nouvelles tumeurs malignes soient à jamais exclues de l'organisme. Un premier cancer, en un mot, n'est pas un brevet d'immunité pour l'avenir.

8° Le cancer n'est pas susceptible d'une guérison spontanée. Il mène à une mort certaine, précédée d'un état cachectique, sur lequel on a de tous temps insisté. La cachexie cancéreuse s'établit plus ou moins rapidement, suivant la variété à laquelle appartient le cancer et suivant l'organe qui est envahi. Il est rare que le chirurgien parvienne à arrêter son développement assez longtemps pour dédommager le patient de son courage.

Les tumeurs malignes épuisent l'organisme moins par les sucs nutritifs qu'elles détournent à leur profit que par les accidents qu'elles présentent et par l'importance des organes qu'elles détruisent. Les ulcères étendus, les hémorrhagies répétées, l'absorption par les veines et les lymphatiques des liquides cancéreux sont autant de causes qui expliquent l'amaigrissement des malades, la bouffissure de la face et des extrémités, la teinte subictérique des téguments, le marasme consécutif et la mort. On a considéré la teinte jaune paille comme caractéristique des cachexies cancéreuses. Elle est surtout très-manifeste quand le cancer occupe les organes abdominaux, soit le foie lui-même, soit les viscères appartenant par leurs veines au système hépatique. On la trouve aussi dans les cachexies produites par des tumeurs malignes situées dans des points différents.

Lorsqu'elle se produit dans de telles conditions, sa coloration est moins caractéristique. On l'a attribuée alors aux hémorrhagies, mais il ne serait pas impossible que l'intoxication de toute la masse du sang, par les liquides absorbés dans les tumeurs malignes, jouât un rôle important dans la production du teint cancéreux. Le sang, vicié par le suc cancéreux, peut pervertir les fonctions du foie, glande sanguine, si riche en vaisseaux, et dont le rôle a une importance capitale dans la sanguinification. La cachexie cancéreuse demande un certain temps pour s'établir. Dans certains cancers, à marche rapide, la mort peut arriver avant qu'elle soit bien manifeste. Dans d'autres, où le développement de la tumeur est lent, la cachexie tarde longtemps à se développer. Il est rare de la rencontrer avant que le cancer se soit multiplié et généralisé. Lorsqu'on la voit s'établir dans

les néoplasies malignes de siége superficiel, on peut prévoir
une dégénérescence splanchnique. Qu'il nous suffise de rappeler, en terminant, qu'elle devient une contre-indication
pour tout chirurgien dont la prudence évite de compro-
mettre l'art par des opérations inutiles.

Ce n'est pas sans raison que nous avons négligé jusqu'ici
de nous occuper de la composition histologique ou plutôt
de la forme des éléments cellulaires des tumeurs malignes.
Le même tissu pourra, suivant les cas, se rencontrer tantôt
dans un cancer, tantôt dans une néoplasie bénigne.

Les conditions anatomiques et physiologiques sur lesquelles nous avons insisté ont, au contraire, une importance très-grande. Elles permettent par leur ensemble de
diviser les tumeurs en deux classes parfaitement distinctes.
Souvent la présence d'un seul de ces caractères suffit à lui
seul pour décider de la nature d'une tumeur, douteuse
quant aux autres conditions qui ont accompagné son développement.

Il est certains tissus qui semblent jouir plus spécialement
de la propriété d'occuper tantôt des tumeurs bénignes et
tantôt des cancers.

Le tissu épithélial, le tissu fibreux ou fibro-plastique, le
tissu cartilagineux, le tissu colloïde sont ceux vers lesquels
l'attention des histologistes modernes s'est plus spécialement tournée. On les a rencontrés, présentant à l'analyse
microscopique presque une identité, dans des tumeurs cancéreuses et dans des tumeurs bénignes.

Ce n'est donc pas la forme des éléments qui fait la nature de ces tumeurs, elle doit dépendre de conditions différentes. Il suffira de passer en revue les différents caractères que nous avons signalés jusqu'ici et de rechercher
leur présence ou leur absence pour pouvoir classer la tumeur, abstraction faite de la nature intime du tissu qui la
compose.

Il me suffira de citer quelques exemples pour démontrer
la vérité de cette proposition.

Un homme, âgé de soixante-six ans, d'une bonne cons-
titution, jouissant d'une santé excellente, vient me consulter
pour une tumeur qu'il porte sur le dos de la main. La tumeur
fait une saillie de 5 à 6 centimètres, sa base circulaire occupe

lé milieu de la région métacarpienne, elle a 3 1/2 centimètres de diamètre : consistance cornée, coloration noirâtre, surface rugueuse, indolence habituelle. Il n'y a aucune altération du côté des ganglions lymphatiques. Le derme qui environne la base ne présente qu'une légère vascularisation, il est souple et mobile sur les couches situées plus profondément. Il est facile de faire subir à la tumeur de légers déplacements, elle glisse sans peine sur les tissus sous-jacents. Les tendons de l'extenseur ont conservé toute leur intégrité et leur indépendance. Tous les mouvements des doigts sont faciles et s'exécutent sans douleur. Cette néoplasie s'est développée lentement et d'une manière continue depuis cinq ans ; elle a débuté, au dire du malade, par un poireau qu'il a plusieurs fois coupé et écorché, donnant lieu chaque fois à un écoulement de sang assez considérable. Le malade désire être débarrassé de cette tumeur, qui le gêne dans son travail et qui lui cause des douleurs assez vives dans les chocs nombreux auxquels elle est exposée.

Il aurait été facile d'enlever cette production cornée en même temps que le derme à la surface duquel elle était implantée. On n'avait pas à craindre de blesser les tendons ou leurs gaînes, car la tumeur était mobile, indépendante et pouvait en être éloignée. Je craignais, toutefois, de faire subir aux téguments du dos de la main une perte de substance trop considérable et, soupçonnant l'intégrité des couches profondes du derme, je me contentai de pratiquer l'abrasion de la tumeur. Une cautérisation légère, au moyen du nitrate d'argent, et la compression avec une rondelle d'agaric arrêtèrent l'hémorrhagie en nappe, produite par le bistouri.

La tumeur a la forme d'un cône émoussé, elle a la dureté de la corne vers sa pointe, et à sa surface elle est plus molle au centre et à la base.

Les parties divisées par le bistouri ont une consistance charnue, elles sont recouvertes d'une couche cornée ayant l'épaisseur de l'ongle. La pression fait paraître à la surface de la section quelques gouttelettes de sang. En raclant cette surface avec un scalpel, on obtient une pulpe blanchâtre qui, examinée au microscope, se montre formée de cellules épithéliales, pour la plupart plus volumineuses que celles qui existent à l'état normal dans les couches profondes de l'épiderme, elles ont un, deux et même trois noyaux. Quelques-unes contiennent des granulations graisseuses. D'autres sont remplies de granules noirâtres et ressemblent assez aux cellules pigmentaires de la choroïde. En se rapprochant de la surface on obtient des écailles formées de cellules aplaties irrégulières, privées de noyaux, contenant par places des granulations noirâtres.

Il ne se passa rien d'intéressant dans les premiers jours qui suivirent l'opération.

La plaie pansée à plat se couvrit d'une couche granuleuse pyogénique. Mais bientôt les granulations rosées montrèrent une tendance marquée vers l'hypertrophie.

Le malade fut quelques jours sans venir me voir. Le huitième jour je trouve la surface de la plaie couverte de végétations fongueuses, ayant pour la plupart le volume d'un pois. Un liquide séro-purulent, assez abondant, imbibe les pièces de linge qui enveloppent la main; il contient des cellules épithéliales, des globules de pus, des granulations graisseuses et protéiques. L'aspect de la plaie rappelle en tous points un cancroïde ulcéré. Je la couvre d'une couche mince de caustique de Vienne. L'application en est très-douloureuse.

Le surlendemain les escharres se sont détachées. A partir de ce moment la cicatrisation marcha lentement, mais régulièrement. Il fut seulement nécessaire de réprimer, avec le nitrate d'argent, les bourgeons charnus exubérants qui se développaient très-rapidement à la surface de la plaie.

Un an après je revis le malade, la cicatrice était ferme, mobile, indolente, recouverte en certains points de petites squames roussâtres.

Soumettons à l'analyse les faits de cette observation.

La tumeur est de nature épithéliale ; ses éléments histologiques la rapprochent des cancroïdes. Est-elle maligne ? Le tissu qui la forme est disposé à la superficie du derme dans un point où l'on rencontre, à l'état normal, un mince feuillet d'une composition identique à la sienne. La tumeur s'est développée lentement. Malgré son ancienneté, les éléments qui la composent n'ont pas infiltré les tissus sous-jacents. Au lieu d'une tendance incessante vers l'ulcération et vers la destruction des tissus de la tumeur et de ceux qui l'avoisinent, nous trouvons une vitalité analogue à celle des productions cornées normales, telles que les ongles et les poils. Signalons enfin la cicatrisation facile et l'absence de récidive. Il ne peut rester aucun doute dans l'esprit de personne sur la bénignité de cette affection.

Combien sera différent dans sa marche la tumeur épithéliale de nature maligne! Et si nous étudions les caractères de ces cancers à marche rapide et envahissante, tels que ceux que l'on rencontre quelquefois sur de jeunes sujets, les différences seront encore plus tranchées. Il ne peut alors y avoir aucun doute sur la nature de la néoplasie.

Le seul but que nous nous sommes proposé dans cette rapide étude, et nous serons heureux si nous l'avons atteint, c'est de marquer la limite importante qui sépare les tumeurs bénignes des tumeurs malignes ou cancéreuses. Et cette limite, on la reconnaîtra la plupart du temps sans difficulté, en analysant méthodiquement les caractères principaux que nous avons signalés.